GUIDE
DU POSTHÉTOMISTE

OU מוהל MOHEL,

AVEC L'EXPOSÉ D'UN NOUVEAU PROCÉDÉ POUR LE SECOND ACTE DE L'OPÉRATION RELIGIEUSE DES ISRAÉLITES, DITE

CIRCONCISION.

PAR L. TERQUEM,

DOCTEUR EN MÉDECINE, MEMBRE TITULAIRE DE LA SOCIÉTÉ DES SCIENCES MÉDICALES DU DÉPARTEMENT DE LA MOSELLE, MÉDECIN DE L'HOSPICE ISRAÉLITE DE METZ, ETC.

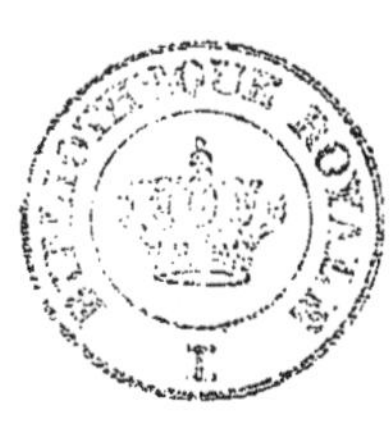

METZ,
GERSON-LEVY ET ALCAN, libraires,
Rue des Jardins, 1.
PARIS,
Au bureau des ARCHIVES ISRAÉLITES DE FRANCE,
rue Payée, n° 1 (au Marais).

1843.

Metz.—Imp. de J. Mayer Samuel.

PRÉFACE.

L'histoire nous apprend que, depuis leur dispersion, les Juifs n'abandonnèrent jamais leur culte ni leurs mœurs nationales, qu'ils les conservèrent toujours intacts et inséparables dans les pays où un aveugle fanatisme s'obstinait, par divers moyens de persécution, à leur ôter tout moyen d'émancipation. On doit à la savante érudition des *Basnage,* des *Jost,* des *Depping,* des *David Carcassonne,* des *Carmoly,* etc., la conviction que les Juifs, malgré leur long et pénible état d'ilotisme, ne restèrent point étrangers à la culture des sciences; que beaucoup d'entre eux acquirent une juste célébrité dans les diverses branches des connaissances et que leurs études s'étendirent essentiellement à la médecine : leurs docteurs les plus distingués furent à la fois médecins et Rabbins, conséquemment sous l'influence d'une stricte observance du code religieux. Il n'en est pas de même du domaine de la chirurgie : regardant la dissection des cadavres comme une profanation, ils restèrent étrangers aux connaissances anatomiques ; la chirurgie, encore dans son enfance, leur était dès lors peu connue, aussi ne doit-on pas être étonné du silence complet que gardent leurs nombreux et intéressants écrits à l'égard d'une opération qui est imposée dès le berceau à leur secte, et qu'ils ne parurent avoir jamais considérée que comme un acte essentiellement religieux, non susceptible de modification.

Il est peu surprenant que ce mode d'initiation n'ait que rarement servi de prétexte pour persécuter les sectateurs de Moïse, car les premiers Chrétiens ou Nazaréens furent également soumis à cette opération, et le jour commémoratif de la circoncision du fondateur de la religion chrétienne est encore solennisé par l'Église.

Aujourd'hui que nous, Français Israélites, jouissons pleinement de cette ère de liberté, base de tout noble essort de l'intelligence ; lorsque les investigations se portent sur tout ce qui peut améliorer les diverses conditions sociales, et que l'enfance surtout est devenue le sujet de toute notre sollicitude, il est permis à l'ami de l'humanité de montrer quelque surprise, quelque mécontentement même de ce que l'on continue, avec une opiniâtre persévérence, un procédé qui, pour former un des actes de l'opération constituant notre première initiation religieuse, se trouve contraire à tout principe de la chirurgie moderne. Sous l'influence d'une telle pensée, nous fûmes conduit à cet essai, par lequel nous espérons parvenir à démontrer que ce procédé devait et pouvait être heureusement modifié par une méthode nouvelle à l'abri de tout danger, et toutefois parfaitement en accord avec les exigences religieuses.

Les auteurs qui, de nos jours, ont écrit sur la circoncision, ne l'ont que peu considérée sous son caractère essentiellement religieux, mais bien sous un point de vue hygiénique et pathologique, et, à cet égard, nous ne pouvons passer sous silence un ouvrage d'un mérite éminent que vient d'achever M. Lallemand, professeur à Montpellier.

On y voit (1) que l'opération qui nous occupe fut bien des fois une nécessité et même un ancre de salut pour des individus de tout âge, chez lesquels ce judicieux et habile praticien avait remarqué des effets désastreux, suite de certains abus, de certains excès, et dont l'irritation du gland était la cause première. Nous nous faisons également un devoir de citer ici l'intéressante dissertation sur la circoncision (2) par le docteur M. Cahen, qui a su démontrer que cette opération, habilement pratiquée, n'est jamais dangereuse. En Allemagne a paru récemment aussi un écrit très-abrégé traitant de la même matière (3). Nous n'y avons remarqué rien qui ne soit généralement connu, cependant nous avons cru devoir y puiser quelques modifications utiles sur les soins à donner après l'opération, nous en ferons mention dans le cours de notre travail que, pour plus de clarté et de précision, nous avons divisé en deux chapitres.

(1) Des pertes séminales involontaires, par M. Lallemand, professeur à la faculté de médecine de Montpellier, etc. In-8°, 1842, vol. 2, page 161.

(2) Dissertation sur la circoncision soutenue à Paris, en 1816.

(3) Die Beschneidung der Israeliten und ihre Nachbehandlung, par le docteur Elias Collin, de Dresde.—Leipsig, 1842.

Le premier comprend :

1° Les considérations générales ;

2° Une dénomination plus scientifique à donner à l'opération ;

3° Les motifs d'après lesquels une modification devient essentielle pour un des actes de la *Posthétomie* ;

4° L'instrument indispensable à cette modification.

Le chapitre second traite :

1° De la description anatomique du prépuce ;

2° De ses divers états pathologiques congéniaux ou accidentels ;

3° Des mesures de prudence que doit prendre l'opérateur à l'égard de ces divers états pathologiques, etc ;

4° Du choix de localité pour l'opération ;

5° De la description des instruments ;

6° De celle de la *Posthétomie* ;

7° Des soins à donner après l'opération ;

8° Conclusion.

Nota. Avec la conviction que tout ce qui est relatif à cette opération religieuse ne peut être que de peu d'importance pour l'art, mais que tout est d'un intérêt réel et positif pour l'Israélite qui, voué par sa piété à la pratiquer, ignore le plus souvent les notions suffisantes de la conduite à observer avant, pendant et après, et surtout pour prévenir les dangers qui peuvent en résulter et y remédier au besoin, tout en évitant de froisser des scrupules religieux, nous avons senti la nécessité de donner à notre travail assez de développement pour pouvoir avec plus de certitude nous faire comprendre et persuader. Nous aurions mis plus d'empressement à entretenir le public Israélite de l'importance et du succès avéré de notre nouveau procédé, si nous n'avions eu le désir de trouver à notre opinion à son égard, ainsi que sur le caractère évidemment hygiénique de l'opération, l'appui d'une honorable autorité scientifique, appui que nous sommes heureux d'avoir rencontré dans l'ouvrage du savant professeur, que nous venons de mentionner.

GUIDE

DU

POSTHÉTOMISTE ISRAÉLITE.

CHAPITRE PREMIER.

1° CONSIDÉRATIONS GÉNÉRALES.

Une loi à la fois divine et hygiénique, consacrée par des milliers d'années, exige que tout enfant mâle descendant d'Abraham (1), soit, au huitième jour de sa naissance, soumis à une opération qui lui imprime un vrai stygmate incarné, un sceau immuable qui établit son caractère distinctif d'avec les autres peuples, caractère d'autant plus ineffaçable, qu'il l'emporte même dans la tombe.

Pour cette première et essentielle initiation religieuse du jeune enfant, il est ordonné (2), et on avait coutume dès les temps les plus réculés, de

(1) Exode, chap. XII, verset 44-48, traduction de S. Cahen.

(2) Genèse, chap. XVII, verset 11-12; et Lévit., chap. 12, verset 3, traduction *idem*.

procéder uniquement à l'ablation ou à l'excision d'une portion de la partie flottante du prépuce qui dépasse le gland ; l'usage des métaux étant encore inconnu, l'opération se pratiquait alors à l'aide d'une espèce de pierre aiguisée חרבות צרים *harboth zourim* (1), instrument qui devait plutôt déchirer que couper. On ignore pendant combien de siècles ce moyen a été en usage, et il en est de même de l'époque où, par la connaissance de l'usage des métaux, l'on eut la louable idée de remplacer cette pierre aiguisée par un instrument à bord tranchant אזמל *ismol*, avec lequel l'opération devint moins douloureuse, conséquemment plus humaine.

Le simple acte de l'ablation du prépuce, désigné par le mot hébreu חיתוך *hitouch* (section), fut aussi le seul auquel Josué eut recours pour tous les israélites nés au désert ; mais à ce premier acte de l'opération succéda, on ne sait non plus à quelle époque, un second acte dont les motifs probables furent de hâter la guérison, de sorte qu'en fesant disparaître la petite plaie saignante, on obtenait une réunion immédiate, une cicatrice plus prompte, plus uniforme et surtout plus imperceptible ; par l'effet de

(1) Josué, chap. V, verset 2 ; même traduction de M. S. Cahen.

ce second acte, les hémorragies sont moins faciles, le gland se trouve découvert et préservé de toute irritation que peut occasionner le séjour prolongé d'un amas de l'humeur sébacée, surtout dans les pays chauds. Les Pharisiens, interprêtes des lois religieuses, guidés soit par une tradition, soit par une interprétation du chap. V, verset 2, de *Josué*, convaincus d'ailleurs de l'importance hygiénique de ce second acte, donnèrent plus d'extension au précepte fondamental, en prescrivant, comme obligation religieuse, la dénudation complète du gland, dénudation qui doit se pratiquer immédiatement après le premier acte ou excision du prépuce. La description du procédé pour ce second acte, désigné par le mot hébreu פריעה *periah* (dénudation) trouvera sa place ailleurs, il en est de même de la description et des motifs probables de l'acte final désigné sous le nom de מציצה *mezizah* (succion).

2° *Nouvelle dénomination à donner à l'opération.*

Cette opération, toute religieuse et d'origine antique, est-elle convenablement désignée par la dénomination vulgaire de *circoncision* ou de *péritomie?* Les écrivains grecs les plus anciens font mention de cette opération en lui assignant le nom de λερι-τεμνω (couper autour) d'où les expressions de *circoncision*, de *péritomie* furent introduites dans les écrits religieux du christianisme; ces dénominations, conservées de nos jours par l'usage, nous paraissent défectueuses et forment un vrai contre-sens avec les procédés usités pour l'opération religieuse. Un examen, même superficiel, montre que l'on ne coupe pas autour, que l'on ne pratique pas sur l'enfant de section circulaire ni d'incision annulaire, tandis qu'il est de toute évidence qu'on abat, qu'on excise par une section transversale une portion de la partie libre et flottante du prépuce; or, pour désigner ce mode d'opérer, on pourrait adopter le terme plus exact d'*apotomie*, dérivé d'απο-τεμνω (retrancher en coupant). Comme d'une part le complément de l'opération religieuse ne consiste plus en un seul et unique acte, tel qu'il se pratiquait dans les temps primitifs, mais bien en deux actes distincts et successifs, qui ont lieu exclusivement sur le prépuce; que, d'une autre part pour désigner certaines opérations on a admis les expressions de *trachéotomie*, *hystérotomie*, etc., etc., nous avons pensé que, pour cette opération, on devait, sans avoir égard à la dénomination consacrée par le temps, préférer et adopter le terme plus rationnel de *Posthétomie*, du grec γόσθγ *prépuce*, et τεμνω *couper*, avec ses dérivés, *Posthétomiste* pour l'opérateur, et *Posthétomes* pour les instruments dont il se sert. Les allemands, plus conséquents, se servent du mot *Beschneidung* pour désigner cette opération et non du mot *Umschneidung*, traduction littérale de Circoncision.

3° *Motifs d'après lesquels l'acte appelé* פריעה Periah *doit subir une modification.*

En voyant la Postéthomie consacrée par une des plus anciennes religions de l'Orient, pratiquée encore par divers peuples, et surtout perpétuée par les Mahométans et les Juifs, on est en droit de se demander, si, au dogme qui commande et fait considérer cette initiation comme un sceau d'alliance avec la Divinité, on ne doit ajouter qu'elle repose aussi sur quelque principe de sagesse humaine avoué par la saine raison, et qui consiste à lui reconnaitre en outre un caractère essentiellement hygiénique. Originaire des pays chauds, cette opération, on le comprend parfaitement, a dû être rendue obligatoire par le législateur ; car il est démontré que dans ces pays il s'opère, surtout en été, sur les parties génitales, une sécrétion périphérique d'une matière sébacée, fétide, susceptible de les irriter, d'y déterminer des éruptions ou des écoulements maladifs. Le professeur Lallemand, loin de lancer un anathème contre cette antique cérémonie des Hébreux, proclame au contraire son importance hygiénique, dans le passage suivant : « Après avoir longtemps et sérieusement réfléchi aux faits nombreux que j'ai eu occasion » d'observer, je suis resté bien convaincu qu'il » était à regretter que la circoncision fût tombée » en désuétude, comme opération obligatoire » pour tous les enfants ; elle serait inutile dans » bien des cas, sans doute, mais elle ne serait » nuisible dans aucun, et pourrait être fort utile » dans un très-grand nombre. »

Ainsi, après avoir apprécié les motifs qui ont pu guider le législateur des Israélites et ceux des Pharisiens, concernant les procédés successifs qui, par leur ensemble, constituent la Posthétomie religieuse, un examen attentif donne le droit d'établir que le premier acte de l'opération, sans contredit le plus ancien, se trouve en harmonie avec les connaissances actuelles, qu'on le pratique par un procédé tout rationnel et à l'abri de toute critique. Peut-on porter le même jugement sur l'acte subséquent, appelé פריעה *Periah*, qui consiste à saisir et à déchirer, quelquefois péniblement et toujours avec douleur, au moyen d'ongles aiguës et même à leur défaut d'ongles métalliques..... Or, que saisit-on ? que déchire-t-on ? Rien moins qu'une membrane parfois épaisse, toujours douée d'une vive sensibilité, sur une petite et tendre créature toute vivace, de cette vie essentiellement physique, et exaspérée au moindre attouchement insolite ainsi qu'à la moindre commotion, douleur d'autant plus poignante, que cette membrane se trouve parsemée de nerfs qui, par l'acte et l'effet de la lacération, se trouvent tiraillés, éraillés et inégalement divisés ; certes, quelle que soit leur exiguité, on ne saurait contester que déjà ils ne soient susceptibles d'une excessive sensibilité (1) ; une vérité triste et des plus positives démontre qu'un tel procédé est en désaccord avec tout principe admis en chirurgie, et quelles que soient d'ailleurs l'habileté et la promp-

(1) Nous venons d'être témoin d'un fait que l'on ne saurait contester. Un habile posthétomiste de notre ville ayant trouvé, dans un cas récent, cette membrane trop épaisse, conséquemment résistante, s'est vu dans l'obligation d'en faire, en deux reprises distinctes, la lacération douloureuse.

titude que l'on met pour le pratiquer, il ne doit et ne peut être considéré, voulant ici nous abstenir de toute qualification autrement expressive, que comme un procédé inhumain.

Quelqu'égard que l'on doive à l'ancienneté de cette manière d'opérer, conçue et instituée en des temps où les notions chirurgicales étaient à peine connues, une telle coutume, toute vieille qu'elle est, exige une modification en rapport avec l'état actuel des sciences ; par notre position, par notre profession et par trente années d'exercice près d'une communauté, nous avons pu être convaincu plus d'une fois de l'importance d'un changement rationnel que devra subir l'acte de la dénudation פריעה *Periah*, dont le procédé tout de routine, toujours douloureux pour l'enfant, blesse de nos jours tout sentiment d'humanité. Jaloux de pouvoir enlever le cachet de réprobation que mérite à juste titre un tel mode d'opérer, ayant toutefois égard à l'exigence religieuse, nous dirigeames nos efforts pour trouver un heureux perfectionnement, et nous croyons l'avoir atteint à l'aide d'un instrument par lequel nous pourrons réaliser une innovation, objet de nos vœux les plus constants, innovation qui ne doit pas avoir pour résultat une pure satisfaction de l'esprit, mais une amélioration toute positive et un adoucissement évident à d'inévitables douleurs. Ici nous avons encore occasion de dire que le professeur de Montpellier censure bien autrement le procédé de la פְּרִיעָה (Periah) et pense également que l'incision est préférable à la déchirure de la membrane muqueuse (1). Nous nous trouvons flatté de la mention honorable qu'à cet égard il fait de la modification que nous proposons.

4° *L'Instrument pour le nouveau procédé de la* פריעה (Periah.)

Il est de toute évidence que, pour certains cas pathologiques congénitaux du prépuce, des individus plus ou moins âgés et non israélites, se trouvent dans la nécessité de se soumettre à la Posthétomie chirurgicale, opération presque toujours suivie de la dénudation du gland ; or, cette dénudation ne peut, dans ce cas, s'obtenir par une déchirure de la membrane muqueuse du prépuce, mais bien par une incision à l'aide de ciseaux courbes. Quand on compare le degré de développement organique de cette membrane destinée à être incisée chez un adulte, avec celui de la

(1) Ouvrage cité.

même membrane chez un tout jeune enfant, on ne tardera pas à être convaincu que, pour obtenir un même résultat chez ce dernier à-peine né, on ne pourra avoir recours à ces ciseaux courbes, dont l'emploi serait même dangereux entre les mains du posthétomiste israélite, presque toujours étranger à l'art de la chirurgie. Un instrument, en rapport à ce tout jeune âge et n'offrant aucun danger, nous a conséquemment paru de toute importance : préoccupé de cette pensée, qu'un instrument spécial devenait indispensable pour le nouveau procédé que nous proposons, nous fîmes comprendre à un habile coutelier de notre ville (1) que cet instrument devait avoir la forme d'un petit sécateur, exclusivement en rapport avec notre nouveau mode d'opérer. Après que quelques essais de cet instrument sur de petits cadavres, nous eurent donné l'espoir de réussir (2), nous eûmes soin de le soumettre à l'examen critique de plusieurs de nos habiles confrères, ainsi qu'à notre savant compatriote, le

(1) M. Theveny.

(2) Nous nous faisons un devoir de témoigner ici toute notre reconnaissance à notre honorable confrère M. Morlane, professeur d'accouchement, pour le bienveillant empressement qu'il a mis à nous faciliter ces essais.

professeur Lallemand , de passage dans notre ville ; tous furent unanimes sur les bons résultats que l'on devait obtenir de l'emploi de cet instrument pour cette délicate opération ; même assentiment de la part de feu le docteur Fristot, juge d'autant plus compétent, que par une longue carrière médicale exercée près de nos coreligionnaires, cet habile praticien se trouvait pénétré de tout l'odieux que mérite l'ancien procédé routinier pour la dénudation du gland. Quelqu'honorables que fussent ces adhésions, elles ne pouvaient servir à faire prévaloir d'une manière invariable notre nouveau procédé : à cet effet, de nombreuses expérimentations sur de petits cadavres devenaient indispensables, sortes d'essais toujours difficiles en province. Après une année d'attente, nous eûmes occasion, en août 1841, de nous rendre à Paris où nous eûmes l'espoir d'expérimenter sur une large échelle, avec des résultats plus positifs ; notre estimable et savant compatriote, M. le professeur *Bégin*, concevant l'utilité de l'emploi de notre instrument, eut l'obligeance la plus empressée de nous donner les moyens d'avoir à notre disposition de tout jeunes cadavres qui se présentent presque journellement à l'hôpital des enfants trouvés ; là aussi, par la bienveillante coopération de M. *Duquauviller*, nos essais, souvent renouvelés, furent constamment suivis d'heureux résultats ; nous nous empressâmes d'en faire part à plusieurs de nos coreligionnaires, à MM. les docteurs *Cahen, Henry* et *Trèves*, ainsi qu'à l'habile Posthétomiste מוהל *Mohel* M. Simon Cahen. Eu égard au caractère essentiellement religieux de l'opération, notre procédé ne pouvait remplacer l'ancienne routine, sans la sanction toute spéciale de l'autorité religieuse, seule compétente en pareille matière. Or, pour obtenir cette importante adhésion, M. le docteur Trèves voulut bien nous accompagner chez MM. les Grands-Rabbins de Paris ; là fut exposé au long, tout ce qu'il y a d'inhumain et de dangereux dans la pratique de l'ancien procédé, qu'il serait urgent non pas de supprimer, mais de remplacer par un mode moins douloureux, conséquemment plus humain, à l'aide d'un instrument que nous avions imaginé et dont nous pouvions garantir l'innocuté, constatée par de récents essais ; nous avons surtout fait prévaloir la faculté qu'a le מוהל *Mohel* de se servir d'ongles artificielles dans le cas où il se trouverait privé de ses ongles naturelles pour pratiquer l'acte de la פריעה *Periah;* ces messieurs, satisfaits de notre exposé, s'abstinrent de toute objection plausible, ils ne virent aucun obstacle à l'adoption d'un instrument pour servir à notre innovation, nous priant toutefois de réitérer nos essais en présence de Posthétomistes. De nouveau nous nous rendîmes à l'hôpital des enfants trouvés où nous accompagnèrent également M. le docteur Trèves, M. le Posthétomiste Simon ainsi que M. Cahen fils, étudiant en médecine; ces messieurs, témoins de nos essais sur de jeunes cadavres, les répétèrent eux-mêmes et ne purent se refuser à reconnaître toute l'utilité de notre Posthétome; M. Simon en fut tellement satisfait, qu'il nous promit d'en faire usage à la première occasion sur le vivant, promesse qui ne tarda pas à s'effectuer, puisqu'à quelques jours d'intervalle, cet habile מוהל *Mohel* obtint, au moyen de notre instrument, un plein succès dans deux cérémonies successives; l'une eut lieu, en notre présence, dans la rue des Cinq-Diamants, 27; MM. les docteurs Trèves et Autouard s'y trouvèrent également; l'autre dans la rue St-Paul, 9; là aussi notre Posthétome servit avec un égal succès. M. Simon eut la bonté de nous écrire que depuis notre départ de la Capitale, il avait opéré religieusement 54 enfants, chez lesquels il s'était servi 15 fois de notre instrument, toujours avec les mêmes résultats satisfaisants, et certes cet habile opérateur en aurait fait un plus fréquent emploi, s'il n'avait pas trop souvent rencontré de l'opposition de la part des parens, refus d'autant plus facile à concevoir que le but de notre innovation se trouve encore généralement ignoré; cette opposition ne rendra pas moins évident que déjà dix-sept cas d'un succès avéré n'équivalent à une importante adhésion pour l'adoption générale de notre nouveau procédé. A l'appui de ce succès, nous devons ajouter que récemment, le 5 octobre 1842, M. Olry Levy, habile Posthétomiste de notre ville, eut occasion de constater l'utilité de notre procédé sur un enfant déjà âgé de 5 mois, qui, depuis sa naissance, était dans des conditions à ne point se trouver en état de subir la posthétomie religieuse: cet enfant, transporté tout exprès de Nantes, plein de vie et de santé, d'une forte constitution, vient d'être religieusement opéré par ledit Posthétomiste, et l'acte de la פריעה *Periah* fut pratiqué à l'aide de notre instrument; tout se passa sans accident, et la guérison de ce bel enfant fut complète dès le lendemain. Nous

nous plaisons ici à rendre justice à M. Levy à l'égard des mesures de prudence auxquelles il s'empressa d'avoir recours pour prévenir des accidents et éviter des douleurs au jeune opéré; ainsi, dans le cas présent, cet habile Posthétomiste reconnut, qu'à cet âge, l'enfant, par sa force et le développement de son corps, devait souffrir péniblement de la ligature des extrémités supérieures à laquelle on a ordinairement recours pour éviter que ses mains ne se portent sur la partie opérée ; or, les cris de l'enfant donnèrent l'heureuse idée d'assujétir un petit panier d'osier à jour sur le coussinet (*forme bourelet*). En effet par l'emploi de ce moyen, les cris cessèrent et les extrémités supérieures, quoique dégagées de tout lien, ne purent atteindre la petite plaie, dont la surveillance pouvait également être exercée par ce facile et ingénieux moyen.

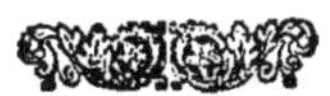

CHAPITRE II.

1° *Description anatomique du prépuce.*

Un principe généralement reconnu en chirurgie, est, que le succès de toute opération ne dépend pas seulement de l'habileté de l'opérateur, mais encore de son exacte connaissance anatomique et de celle de l'état pathologique des parties soumises à l'action de ses instruments. Quoiqu'il ne soit point ici question d'une opération pour un cas de pathologie, la Posthétomie religieuse, toute simple qu'elle est, nous paraît cependant assez importante pour mériter, dans toute son étendue, l'application de ce principe.

Comme le prépuce est la seule partie destinée à être opérée et que, selon la loi religieuse, il doit toujours se trouver dans un parfait état normal, exempt de toute affection, il est donc essentiel pour l'opérateur d'en connaitre la structure anatomique ainsi que l'état pathologique congénial ou accidentel.

Le prépuce fait suite aux téguments de la verge, il n'est qu'un prolongement de la peau, et sert à couvrir le gland sur lequel il se trouve appliqué le plus souvent sans y adhérer ; deux couches membraneuses forment sa structure, l'une externe ou *cutanée*, l'autre interne ou *muqueuse*, un tissu lamineux, cellulaire, les sépare et renferme les artères, veines et nerfs qui, quelque minces qu'ils soient, se ramifient dans ces membranes ; pour former la membrane externe, la peau de la verge se prolonge jusqu'au sommet du gland et se termine par une ouverture plus ou moins grande, mais en général d'autant plus petite que le prépuce se trouve plus long et qu'il recouvre plus exactement le gland ; cette membrane cutanée diffère d'ailleurs de la peau de la verge par sa finesse, qui permet souvent de distinguer les petites veines qui rampent au-dessous d'elle, dans son état de laxité, cette membrane représente des rides transversales qui s'effacent ordinairement dans un état opposé ; quant à la longueur de la peau du prépuce, elle a plus d'étendue à sa partie supérieure qu'à sa partie inférieure ; c'est au contour de l'orifice du prépuce que commence la membrane interne ou muqueuse qui se porte en arrière, tapisse la surface interne de la membrane cutanéee, jusqu'à quelques lignes au-delà du gland, se réfléchit ensuite sur ce dernier en formant derrière sa couronne un petit cul de sac appliqué sur cette partie de la verge appelée *corps caverneux*, de telle sorte que la verge est en cet endroit recouverte par cette membrane dont le petit cul-de-sac n'entoure pas complètement la base ou couronne du gland, et se trouvant interrompue au-dessous de l'orifice de l'urètre, cette membrane y forme alors un petit repli appelé *Frein* ou *Filet,* qui, répondant au sillon inférieur du gland, se termine près de l'urètre ; du reste la membrane muqueuse finit par se confondre avec la membrane externe du gland ; cette membrane renferme des cryptes muqueux d'où sort l'humeur onctueuse qui lubréfie ces parties, et sert à adoucir les frottements entre le prépuce et le gland. Le tissu lamineux ou cellulaire du prépuce, placé entre ces deux membranes est filamenteux, lâche, sans contenir de graisse, sa laxité est presque toujours assez remarquable pour que, dans l'abaissement du prépuce, ses deux membranes paraissent comme détachées l'une de l'autre, de telle sorte qu'en tirant la membrane cutanée en arrière, on dédouble le prépuce et l'on découvre en même temps le gland ; les artères parsemées dans le prépuce dérivent de l'artère *dorsale* de la verge, tandis que pour les veines, elles paraissent ordinairement plus développées que les artères, une veine se présente dans le milieu et deux sur les parties latérales du prépuce, elles finissent par se perdre dans les veines de l'abdomen; quant aux nerfs, ils partent de la base du gland, pénètrent dans le tissu cellulaire et fournissent des ramifications aux membranes du prépuce.

2° *États pathologiques congénitaux ou accidentels du prépuce.*

Les garçons naissent rarement privés de prépuce dont l'absence est presque toujours due à une cause morbifique; quand l'enfant présente cette anomalie, on le considère comme sensé avoir subi la Posthétomie : le prépuce peut aussi se trouver dans un état anormal et ne pas exister en son entier; d'autrefois il paraît fendu depuis sa base jusqu'à son extrémité, dans ce cas, le gland est naturellement à découvert; on a vu de même de nouveaux nés dont l'orifice était tellement étroit qu'il mettait obstacle au libre passage de l'urine, qui sort alors avec peine et douleur; quoique l'occlusion du prépuce soit rare, quand elle existe, l'enfant souffre, gémit, l'urine amassée dans la cavité du prépuce forme une tumeur si forte, que l'on ne distingue plus ni verge, ni scrotum; cette tumeur parait ronde, lisse et transparente, ce cas exige de prompts secours: par le séjour trop prolongé des urines peut parfois se former un dépôt des sels que ces urines tiennent en dissolution et donner lieu à de petits calculs urinaires, fixés autour du gland, de prompts soins deviennent encore ici indispensables ; le séjour également prolongé de l'humeur onctueuse *sébacée* sous le prépuce peut quelquefois être cause d'adhérence du prépuce au gland ; l'ouverture du prépuce, quoique large, peut être insuffisante pour laisser sortir le gland, enfin on a aussi rencontré un défaut de parallélisme entre cette ouverture et celle de l'urètre; ces dernières anomalies sont désignées par le nom de *Phimosis congénial* ou naturel, elles réclament toujours le secours du médecin.

Le prépuce peut encore présenter un autre vice de conformation appelé *paraphimosis congénial*, lorsqu'après la naissance on voit le prépuce trop court, retiré derrière le gland, et serré de telle sorte à ne plus pouvoir être ramené au devant du gland, c'est une pénible position pour l'enfant, qui nécessite d'urgents soins; d'autre fois il y a absence des parties latérales du prépuce, qui alors ne se montre sur le gland que sous forme de lambeau ; des fois le prépuce se prolonge à sa partie inférieure et s'insère dans l'intérieur de l'urètre.

On reconnaît l'état pathologique accidentel du prépuce, quand son aspect est rouge, enflammé (*posthite*), il peut aussi être compliqué d'un gonflement œdémateux, ou d'infiltration aqueuse, dont le siége est dans le tissu cellulaire placé entre ses membranes, le plus souvent cette inflammation dépend de l'acreté de l'humeur sébacée, fournie par la muqueuse du prépuce et du gland, acreté parfois assez intense pour déterminer des ulcérations superficielles et un écoulement puriforme qui s'échappe par l'orifice du prépuce ; quand ces ulcérations paraissent plus profondes, elles sont alors presque toujours dépendantes d'un vice contagieux, contracté par l'enfant dans le sein de sa mère ; l'inflammation du prolongement cutané peut aussi s'étendre sur toute la verge et prendre un caractère érysipélateux ; on a vu aussi cette inflammation se borner au tissu cellulaire intermédiaire des membranes, dans ce cas, le tissu cellulaire se durcit, s'épaissit et s'oppose à ce que les membranes du prépuce puissent glisser l'une sur l'autre.

3° *Mesures de prudence, etc.*

La connaissance des affections congéniales ou accidentelles du prépuce ne doit avoir d'autre importance pour le posthétomiste israélite, qu'afin de le mettre à même d'en bien constater l'existence et lui imposer dès lors le devoir impérieux d'en instruire, le plus tôt possible, soit l'accoucheur, soit tout autre homme de l'art, seuls compétents pour diriger le mode de traitement que réclament ces divers états pathologiques, qui, duement constatés, devront être autant de contre-indications pour pratiquer la posthétomie, soit en empêchant, soit en interdisant son exécution, soit en la faisant ajourner et attendre des moments plus convenables qui seront indiqués par une autorisation spéciale et précise de la part du médecin consulté.

Ces mesures de toute prudence, dictées aussi par notre code religieux, devront être de même strictement observées par l'opérateur chaque fois qu'il trouvera l'enfant sous l'influence d'une des conditions suivantes : paleur extrême de la face, ou un état de jaunisse permanent; mouvement fébrile surtout avec forte chaleur de la peau; une éruption générale ou locale; des convulsions générales ou partielles; une ophthalmie; paupières enflammées, à bords chassieux; aphthes dans la bouche, aux lèvres; vomissements fréquents; dyssenterie ou diarrhée surtout de matières verdâtres; gonflement de l'abdomen; hémorragie; pissement de sang; un écoulement d'oreille; un abcès; une luxation ou une fracture non réduite; un hydrocéphale; une hydropisie; un état œdémateux ou infiltration des extrémités, un état comateux ou une insomnie continue avec des gémissements signes de douleurs; une affection catarrhale; des taches livides ou pétéchiales sur la peau; le refus de prendre le sein ou toute boisson; une faiblesse générale et un état voisin de dépérissement; enfin l'absence de signes certains d'un enfant né à terme.

Avec le concours, soit de la garde-couche, ou des assistants, et surtout de la mère de l'enfant, le posthétomiste saura facilement reconnaître et distinguer ces diverses conditions, qui toutes, quel que soit leur état de plus ou moins d'intensité, de plus ou moins de gravité, ont leur importance et méritent également d'être prises en considération par l'accoucheur ou par le médecin consulté, et dont le devoir sera d'user de toute sa sollicitude pour statuer sur le plus ou moins de réserve à observer pour pratiquer une opération qui intéresse vivement un être à peine soumis aux lois de sa nouvelle existence.

4° *Description des instruments.*

Des trois actes qui, par leur ensemble, impriment à la posthétomie son caractère religieux, les deux premiers exigent chacun un instrument spécial ; depuis un temps immémorial on se sert, pour le premier acte, d'une sorte de couteau ou de bistouri que nous appelons *Posthétome fixe*, à lame droite immobile, avec extrémité arrondie, et dont un des bords a le tranchant du rasoir, son manche doit être cannelé en tout sens, pour pouvoir être bien maintenu dans la main de l'opérateur (*Voyez fig.* A.); pour ce premier acte, l'opérateur doit parfois faire usage d'une pince dont les branches, à forme plate, s'entrelacent à leur naissance, leur bord interne est mousse et légèrement arrondi. (*Voyez fig.* B.)

Dans certains endroits, et surtout chez les juifs portugais, on emploie, au lieu de cette pince mobile ou *tenaille*, une plaque en argent, appelée *Tenace;* cette plaque, fendue dans le milieu, nous paraît défectueuse autant par sa forme que par son emploi. Les posthétomistes portugais ont coutume de se servir aussi d'un petit stylet boutonné, dont l'emploi trouvera place dans la description de l'opération.

Pour le procédé nouveau du second acte, nous fûmes conduit à imaginer un Posthétome mobile, sorte de petit sécateur dont une des lames est tranchante, tandis que l'autre est émoussée en tout sens, un de ses bords est légèrement concave; l'extrémité de ces lames est mousse, arrondie, pour éviter toute piqure; entre les branches terminées par un anneau, se trouve un ressort à l'effet d'empêcher que l'action des lames n'ait lieu avec trop de précipitation; une vis placée au talon des lames sert à maintenir cet instrument au repos (*fig.* D.). Pour le second acte de l'opération, le Posthétomiste se trouve parfois dans la nécessité de faire emploi de la pince. (*fig.* E.)

5° *Choix de localité pour pratiquer l'opération.*

Quand on réfléchit à l'excessive sensibilité dont se trouve déjà doué un tout jeune enfant et que la moindre impression peut exaspérer, pénétré des principes d'hygiène, on est facilement convaincu que le choix de localité, pour faire supporter à cet enfant sa première initiation religieuse, est loin d'être indifférent; et à cet effet, pour éviter toute occasion d'accident, il nous paraît important de préférer, en place du temple, le domicile de l'enfant, dans une chambre assez éloignée de celle occupée par la mère, pour empêcher que les moindres cris, pendant l'opération, ne puissent parvenir jusqu'à elle. A domicile, le jeune opéré trouvera une température uniforme, sera exempt de toute secousse et sa guérison sera plus facile et plus prompte ; tandis que la cérémonie pratiquée dans un temple, l'enfant, ayant une partie de l'abdomen et des extrémités pelviennes à découvert, est sous l'influence d'un changement de température dont l'impression peut souvent, et sous plus d'un rapport, lui être préjudiciable; le jeune opéré, transporté ensuite près de sa mère, les plus faibles secousses que lui imprime le trajet, quelque court qu'il soit, peuvent être suivies d'une hémorragie, mal que l'on ne saurait jamais trop éviter ; la gravité de ces inconvénients est encore plus positive pendant les mauvaises saisons.

Comme il est généralement admis, et selon nous à tort, que la Posthétomie religieuse doit être constamment pratiquée, par un israélite, le plus souvent étranger à l'art chirurgical, nous pensons que, pour que cet israélite soit jugé apte à pratiquer cette opération, on doit exiger de lui les qualités morales du chirurgien, telles que la sobriété, la prudence, etc. ; que ses mains, toujours dans un état de propreté, soient bien constituées et exemptes de toute affetion ou infirmité capable d'en gêner les mouvements ; l'opérateur ne doit pas être atteint de myopie, ses lèvres et l'intérieur de sa bouche doivent être sans aucune lésion ; de plus, il devra être muni d'un certificat délivré par le Rabbin et par un médecin, constatant qu'il possède les connaissances indispensables à cette opération, qu'il a aussi fréquemment servi d'aide à un Posthétomiste devant lequel il aura, autant que possible, fait preuve de capacité par des essais préalables sur le cadavre.

6° *Des mesures de prudence à observer avant l'opération.*

Le Posthétomiste מוהל *Mohel*, dûment autorisé, appelé à remplir une fonction toute de piété que la loi lui impose, se rendra, la veille du jour consacré à la cérémonie, près du jeune enfant pour s'assurer s'il le trouve dans les conditions favorables pour l'innocuité de l'opération; cette visite sera renouvelée le lendemain matin peu avant l'heure fixée pour l'initiation; après avoir acquis la certitude que rien ne s'y oppose et après avoir reçu l'autorisation actuelle de l'accoucheur ou d'un médecin, il recommandera que l'on ne donne que peu le sein à l'enfant, qu'on prépare et fasse sa toilette pour le disposer à être mis entre les mains de l'opérateur, מוהל *Mohel*, qui a coutume de déposer d'abord l'enfant sur le fauteuil placé à côté de celui du *Parain*, de réciter une courte prière et de mettre ensuite l'enfant sur les cuisses de ce dernier, dont la position a aussi son importance, tant pour la facilité que pour le succès de la cérémonie: assis sur le fauteuil à lui destiné, il doit se trouver placé de manière à ce que le jour donne en plein sur l'enfant; il aura les pieds appuyés sur un tabouret, les cuisses rapprochées et légèrement élevées dans une position horizontale, pour que le *filleul* puisse y être convenablement maintenu.

Près du *Parain* se trouvera un aide ou assistant, ayant sur un plat, tout ce qui est indispensable à l'opération.

Outre les instruments précités (*voyez les fig.* A. B. D. E.), on y placera : 1° quelques bandelettes d'amadou ou d'Agaric dit *Boletus ignarius* de Linné; 2° Une petite compresse carrée, percée dans son milieu d'un trou (*fig.* F.) ; 3° une semblable compresse sans ouverture; 4° une petite bande roulée; 5° une bandelette de toile de deux doigts de large sur 0^{m},16 de long, fendue dans son milieu par une extrémité et percée à l'extrémité opposée d'une petite ouverture ovale pour donner passage à une des languettes (*fig.* G. H.); 6° une petite éponge; 7° un flacon contenant la mixture d'arquebusade ou eau vulnéraire spiritueuse de *Théden,* préconisée par les Posthétomistes israélites allemands, et connue sous le nom de *Spritzwasser* ou de *Schusswasser* et que nous pensons pouvoir désigner par le mot *mixture hémostatique,* eu égard à sa propriété. On la compose en prenant : acide acétique, 10gr,00; esprit de vin rectifié, 5gr,00 ; acide sulfurique étendu, 2gr,50 ; miel dépuré, 8gr,00 ; mêlez, filtrez et conservez le tout limpide et de couleur jaunâtre dans un flacon hermétiquement fermé avec un bouchon à l'émeri ; 8° un petit coussinet mollement rembouré, circulaire, ayant la forme de bourelet, et garni de rubans (*fig.* I.) ; 9° un petit stylet boutonné pourra aussi s'y trouver ; 10° enfin les deux gobelets de vin nécessaires à la cérémonie ; chaque objet sera, selon les besoins, présenté au Posthétomiste qui, au moment d'opérer, s'abstiendra de priser du tabac, d'avoir les mains trop froides ; sa coiffure devra être légère, son chapeau bien assujéti pour ne point tomber sur le jeune opéré ; en tout état de chose une petite calotte est préférable, sage précaution assez généralement usitée en Allemagne.

Tout étant ainsi disposé, l'enfant conservant son lien de nombril et étant préalablement enveloppé de deux lurelles et d'une légère couverture, le tout maintenu par une large bande à maillot, de manière à ce que les membres supérieurs assujétis aux parties latérales du thorax, ne puissent ni géner l'opérateur, ni atteindre la partie destinée à être opérée ; après ces précautions de rigueur, le parain étant convenablement placé, ayant sur ses cuisses un coussin sur lequel sera l'enfant, l'opérateur mettra à découvert la région inférieure de l'abdomen ainsi que les cuisses de l'enfant, qui seront légèrement écartées par le parain et même par un assistant, à l'aide de leurs mains placées à cet effet sous les petites cuisses ; pour faciliter l'opération, le pubis de l'enfant devra être légèrement soulevé, ce que l'on obtiendra en plaçant préalablement dessous un petit coussinet.

7° *Description de la Posthétomie.*

L'opérateur, au moyen des deux premiers doigts de chaque main, cherchera à isoler (1) le gland du prépuce dont il saisira une portion assez étendue, qu'il portera en avant à l'aide des trois premiers doigts de la main gauche, et main-

(1) Les Posthétomistes du rit portugais ont coutume, pour faciliter cet isolement, de se servir d'un petit stylet boutonné, moyen qui sert aussi à s'assurer s'il n'existe pas une adhérence entre le prépuce et le gland, cette précaution devrait être généralement adoptée.

tiendra cette portion ainsi éloignée du gland, si le prépuce se trouve assez long ; mais il se peut que le prépuce soit trop court et trop rapproché du gland, d'où il peut résulter qu'au moment de la section, ce gland soit exposé à être atteint par l'instrument ; dans ce cas, à la vérité rare, il importe de parer à cet inconvénient, en faisant usage de la *tenaille* (*fig.* B) : à cet effet, on place, à l'aide de la main droite, cette *tenaille* horizontalement au gland, on en écarte légèrement les branches qui, par leur rapprochement, saisiront, sans compression pénible, la portion du prépuce qui sera également maintenue par les doigts de la main gauche ; cette mesure de prudence préservera le gland de tout contact de l'instrument tranchant, et les membranes maintenues paralèllement l'une à l'autre, recevront une section plus uniforme.

(Premier acte חיתוך *hitouch.*) Après ces exigences de toute nécessité, vient le rôle essentiel du *Posthétome fixe* (*fig.* A.), l'aide le présente à la main droite de l'opérateur, celui-ci prend l'instrument par le manche, de manière que le talon de la lame se trouve placé entre le pouce et le doigt du milieu, il appuie le doigt indicateur contre le bord non tranchant de la lame, la dirige ensuite perpendiculairement au prépuce, dont il fera une prompte et facile section transversale qui, étant terminée, sera immédiatement suivie de l'acte subséquent de la cérémonie.

(Deuxième acte פריעה *Periah* ou dénudation.) Un des assistans met dans la bouche de l'enfant un suçon, ordinairement formé d'un petit nouet, renfermant un peu de biscuit ou de pain trempé dans du lait ou de l'eau sucrée, l'usage de ce suçon est pour empêcher ou atténuer les cris toujours aigus qu'excite l'ancien et douloureux procédé de la פריעה; par notre modification la douleur ne sera que peu sensible, l'opérateur, débarassé de ses instruments et de la portion retranchée du prépuce, (1) reçoit de l'aide notre *Posthétome mobile*, (*fig*. D.) déjà préalablement disposé, à moitié ouvert (*fig*. D bis.). Sa branche tranchante sera en dessus, et celle émoussée en dessus; l'opérateur après avoir pris cet instrument de la main droite, dont le pouce et le doigt indicateur seront dans les anneaux, aura soin de soulever, soit avec la *pince* (*fig*. E.), soit avec les deux premiers doigts de la main gauche, cette portion de la

(1) On a coutume de le jeter dans une coupe remplie ordinairement de cendres ou de sable.

membrane muqueuse restée appliquée sur le gland, après l'accomplissement de l'acte חיתוך (*hitouch*); cette membrane maintenue, soulevée, il dirigera en dessous, le plus complètement possible, à l'endroit opposé au frein du prépuce et perpendiculairement au gland, la lame non tranchante dont le bord concave devra exactement répondre à la légère convexité du gland, ensuite, par un prompt et facile abaissement de la lame tranchante, la membrane muqueuse se trouvera divisée, fendue longitudinalement ; de nouveau débarassé de son instrument, l'opérateur, à l'aide des premiers doigts de chaque main, portera ou refoulera en arrière au-delà du gland les lambeaux de la membrane muqueuse récemment divisée.

Il peut se présenter des cas, à la vérité rares, où cette membrane soit extrêmement mince et peu apparente, ou parfois tellement appliquée sur le gland à ne point pouvoir être saisie qu'avec une extrême difficulté au seul moyen des ongles et des doigts ; pour obvier à cet inconvénient, l'emploi de la petite *pince* (*fig*. E.) devient indispensable : avec cet instrument on pourra à la fois saisir et tenir soulevée la membrane muqueuse quelle que soit son exiguité, c'est alors aussi, qu'à l'aide du *Posthétome mobile*, on sera à même de reconnaître l'utilité de notre procédé, dont nous abandonnons d'ailleurs l'emploi à la confiance et au discernement du Posthétomiste.

(Troisième acte מציצה *Mezizah, succion.*) Comme terme final de la cérémonie vient l'application non moins de rigueur de l'acte pour lequel l'opérateur, après avoir reçu de l'aide une des coupes remplies de vin, en prend une gorgée, suce le gland ainsi que la plaie encore toute saignante, crache ensuite à terre ce vin mêlé de sang, (1) renouvelle une seconde fois cette opération. Enfin à la troisième succion, au lieu de cracher à terre ce vin mêlé de sang, il en asperge le gland et la plaie ; l'autre coupe de vin est destinée à la bénédiction. Avec l'esprit dégagé de toute prévention et sans nulle tendance d'opposition, on ne saurait disconvenir que pour l'acte de la מציצה *Mezizah*, il ne faille de la part du Posthétomiste israélite מוהל *Mohel*, une piété toute sincère, et quel que puisse être le sentiment qu'inspire un tel dévouement, le procédé pour cet acte final ne mérite pas moins d'être considéré par l'effet de son action, que comme un moyen

(1) La religion défendant rigoureusement d'avaler du sang. (Genèse, chap, 9, v. 4.) Traduction S. Cahen.

qui a une analogie probable à cet instinct spontané , qui nous porte à sucer la moindre piqure dès que nous nous en trouvons atteint, et cela à l'effet de dégorger des vaisseaux capillaires et empêcher leur inflammation ; l'origine de la succion des plaies se perd d'ailleurs dans l'antiquité la plus réculée: d'après *Homère* , cette pratique fut en honneur et même très-usitée chez les Grecs ; de sorte que sans pouvoir dire que le troisième acte de la Posthétomie religieuse présente un danger réel, il nous paraît cependant susceptible de pouvoir parfois présenter certains inconvénients : ainsi il ne nous est pas démontré, que l'action de sucer même légèrement une plaie récente et encore saignante, ne puisse servir de transmission réciproque d'un principe contagieux non apparent ou occulte qui peut déjà exister, soit chez l'enfant, soit dans la bouche de l'opérateur; une modification de l'acte de la מציצה (*Meziza*) nous paraît conséquemment encore une chose à désirer ; n'y aurait-il pas moyen d'y procéder, en ayant recours à un genre de ventouse, dont l'effet serait d'exercer une véritable succion sur l'endroit où on l'applique, et cela sans causer d'irritation ? Tout en reconnaissant notre incompétence pour la solution de ce point essentiellement religieux , nous nous bornons à soumettre nos observations à l'attention toute sérieuse des Rabbins.

7° *Soins à donner après l'opération.*

Pour hâter la prompte guérison du jeune opéré, certains soins thérapeutiques et hygiéniques sont indispensables.

Ainsi dès que le troisième acte sera accompli, l'opérateur applique sur la plaie circulaire une ou deux bandelettes d'amadou ou d'agaric qui seront maintenues par quelques fils de charpie ; ce premier pansement achevé, on réunit les cuisses et les jambes de l'enfant, on les lie légèrement ensemble avec une bande ou une lurelle, en ayant soin de soulever préalablement le scrotum, pour éviter que les testicules ne soient ni froissés ni comprimés ; après ces précautions, on aura recours au coussinet-bourelet (*fig.* F.), qui sera placé, partie sur le bas-ventre de l'enfant, partie sur les cuisses où on le maintiendra à l'aide de rubans, tandis que, par un troisième ruban à agrafe, on le fixera au vêtement de l'enfant : ce bourelet sert à mettre la plaie à l'abri de toute compression, de frottement et permettra de temps à autre d'en bien examiner l'état ; le tout devra être recouvert d'une lurelle et même d'une légère couverture pour éviter les effets de toute impression extérieure; le jeune enfant, après avoir reçu la bénédiction, est remis entre les mains de sa *Maraine*, qui usera de toutes les précautions pour que son filleul retrouve sans accidents son domicile et son berceau qui doit être placé dans une chambre bien éclairée et d'une température moyenne. Près de ce berceau devra rester constamment une garde dont la surveillance sera de tous les instants.

Ces mesures de toute prudence exigent encore, pour être complètes, que le Posthétomiste ne perde point de vue le récent opéré, qu'il continue à lui accorder une attention spéciale et toute de conscience: il lui fera de fréquentes visites dans la journée de la cérémonie, en se faisant accompagner de l'accoucheur ou, autant que possible, d'un médecin; six heures après la cérémonie, et quelquefois le lendemain seulement, l'enfant étant démailloté, est mis dans un bain d'eau tiède; pour donner à ce bain une propriété tonique, on a coutume d'y mêler du vin et une croute de pain; mais l'effet plus rationnel de ce bain consiste à détacher le sang coagulé ainsi que les bandelettes; d'après le conseil du docteur Elias Collin, de Dresde, on peut aussi, pour la même intention, au lieu du bain prendre un peu d'eau tiède mêlée d'un peu de vin, en y trempant une petite éponge que l'on exprime sur la plaie. Les parties encore humides seront promptement essuyées, on appliquera dessus la compresse carrée percée dans son milieu (*fig.* G), imbibée d'une légère décoction de guimauve, ou enduite indifféremment de cérat ordinaire, d'huile d'amandes douces, d'huile d'œuf, ou bien d'onguent rosat; on pourra aussi se servir de cérat de Saturne, surtout s'il y a absence d'inflammation. L'ouverture de la petite compresse doit être assez large pour y laisser passer le gland qui, pour être préservé de tout contact, sera aussi recouvert d'une petite compresse non percée, mais pareillement enduite comme la précédente. Pour maintenir ces applications, le docteur allemand précité recommande l'emploi d'une bandelette de trois doigts de large, qui du croupion de l'enfant passera entre les cuisses, sera dirigée sur la partie opérée pour être enfin fixée sur la bande du maillot; sauf les cas d'hémorragie (1), ce bandage ne devra être renouvelé qu'au bout des trois

(1) On devra alors s'abstenir aussi de bain et de toute lotion tiède.

premières heures, et après chaque application, on aura soin de lier ensemble, avec une bande ordinaire, les jambes jusqu'à quelques pouces au-dessus du genoux, on usera de cette précaution jusqu'après parfaite guérison. Le sein sera donné à l'enfant aussitôt après le premier pansement, qui d'ailleurs devra être renouvelé chaque fois qu'on le trouvera dérangé ; quant aux diverses espèces de poudre qu'ont encore coutume d'employer quelques Posthétomistes, nous pensons que, comme agents thérapeutiques, on ne doit y avoir recours qu'avec réserve, leur application sur la plaie forme une sorte de *mastic,* le sang pouvant alors tacitement sourdre par dessous, se trouvera masqué, échappera à l'examen de l'opérateur qui, par cet état de chose, reste dans une fausse sécurité sur la position de l'enfant.

Le plus souvent la guérison, s'opérant sans accidents, est complète au bout de trois jours, parfois même en moins de ce temps et rarement plus tard ; mais cette guérison peut, à la vérité très-rarement être troublée par une hémorragie qui survient peu après l'opération ; on peut attribuer cet accident à une prédisposition, à un état déjà constitutionnel de l'enfant, mais quelque faible que soit cette perte de sang, on se hâtera de l'arrêter : ainsi, après avoir enlevé toutes les applications par une éponge trempée dans l'eau fraîche, on mettra autour de la petite plaie quelques fils de charpie qui seront maintenus par l'application de la bande fendue (*fig.* H, I.), qui s'y trouvera serrée comme ferait un lacet, si ce moyen reste sans effet, on imbibera la charpie d'un peu d'eau hémostatique (*Voyez page* 38) et que l'on maintiendra appliquée par la bande fendue ; rarement l'hémorragie résiste à ce procédé généralement employé par les Posthétomistes allemands ; si, malgré l'emploi de ce moyen, le sang continue à couler, les soins d'un homme de l'art deviennent indispensables ; mais comme on peut se trouver dans une localité où la présence immédiate d'un médecin devient impossible, et qu'un laps de temps trop long jusqu'à son arrivée peut être très-préjudiciable au jeune opéré, il nous paraît conséquemment de toute importance que le Posthétomiste ait quelques notions plus étendues pour l'emploi de moyens plus efficaces ; ainsi, si l'agaric, le bandage compressif et l'eau hémostatique restent sans effet, il aura le choix de les remplacer par une application de petites compresses imbibées d'eau de Cologne faible ou d'eau de Rabel, ou de bon vinaigre coupé d'un peu d'eau, à défaut de ces moyens, il pourra également employer un peu de linge brûlé appliqué sur le point de départ du sang, ou de la rapure de chapeau, de la toile d'araignée, de la farine de froment, et mieux encore de celle d'amidon ; dans ces cas de toute nécessité on peut aussi recourir au plâtre pulvérisé, à la poudre d'alun, de vesse de loup (1) si tous ces moyens échouent et que le médecin tarde d'arriver, on peut se trouver dans la nécessité de faire emploi de la pierre infernale (*nitrate d'argent*) : pour cautériser le point affecté, on mouillera d'abord la pierre avec un peu de salive et après avoir ôté le sang répandu dessus et autour de la petite plaie, on touchera avec cette pierre le petit orifice qui fournit le sang, opération qu'on peut réitérer deux ou trois fois, toujours après avoir étanché le sang avec une éponge. Les premiers moyens ci-dessus indiqués suffisent presqu'indistinctement pour arrêter l'écoulement du sang veineux que l'on

(1) Pollen du Boleta chirurgorum, de la famille des Lycoperdonés, de L.

reconnaît par sa couleur d'un rouge foncé, tandis que l'emploi de tous ces derniers moyens sera plus efficace pour supprimer un écoulement de sang artériel, dont la couleur est d'un rouge vif et qui s'éch appe constamment par jets saccadés. Quel que soit d'ailleurs le mérite du Posthétomiste israélite, il importe, dans ces cas, heureusement rares, qu'il mette tout empressement à avoir recours à un homme de l'art, et qu'il ne se permette l'emploi des dernières mesures, que lorsque tout autre secours se fera trop attendre. En pareil cas les soins ne sauraient jamais être trop prompts, d'autant plus que la moindre négligence peut compromettre le salut du jeune opéré.

Nous venons d'exposer le plus méthodiquement possible la règle de conduite que doit observer le Posthétomiste israélite מוהל *Mohel*, avant, pendant et après l'opération, quand chez l'enfant tout se présente à l'état normal ; cette règle de conduite devra cependant subir une légère modification dans certains cas d'anomalie ; ainsi quand on remarque chez l'enfant une absence totale du prépuce, la loi religieuse impose à l'opérateur le devoir de se borner à faire sur la verge une légère et innocente égratignure, suffisante pour simuler l'acte complet qui constitue l'initiation ; si on trouve le prépuce divisé depuis sa base jusqu'à son extrémité, et ne présentant que des lambeaux latéraux, on en excisera alors une portion, soit à l'aide du *Posthétome fixe* (*fig*. A.), soit à l'aide du *Posthétome mobile* (*fig*. D.), dans ce cas, le gland se trouvant naturellement découvert, on sera dispensé de pratiquer le second acte פריעה *Periah*; il en sera de même, quand à la place du prépuce on ne voit qu'un prolongement de la peau, sous forme de lambeau placé sur le gland ; quant aux autres diverses dispositions du prépuce sous leur état pathologique soit congénial, soit accidentel, la conduite du Posthétomiste israélite exigera toujours la présence et les conseils d'un homme de l'art.

Ici se termine le travail, fruit de nos méditations ; nous le soumettons à l'examen de l'autorité religieuse et de l'administration laïque, qui une fois pénétrées de l'importance et de l'utilité de la nouvelle méthode que nous désirons introduire, devront par leurs efforts la propager, et engager autant que possible les Posthétomistes à abandonner un ancien procédé, dont l'existence maintenue de nos jours est une véritable anomalie. Nous émettons aussi le vœu que les connaissances précises concernant cette initiation religieuse, soient enseignées aux élèves qui se destinent au Rabbinat, pour les rendre aptes à diriger, à surveiller tout ce qui est relatif à cette opération.

Le Consistoire central, convaincu que, pour le salut de l'enfant, la Posthétomie devait être considérée comme une cérémonie de la plus haute importance, et mériter la plus grande surveillance de la part de l'autorité religieuse, a, par une sollicitude toute spéciale, pris le 15 mars 1824, un arrêté que nous désirons voir mettre généralement en vigueur. Comme le succès et l'innocuité de l'opération peuvent souvent dépendre du bon état des instruments, nous proposons d'ajouter aux treize articles judicieux qui constituent cet arrêté, un quatorzième ainsi conçu : l'opérateur israélite sera obligé de produire tous les six mois à l'autorité religieuse locale, un certificat d'un médecin constatant que ses Posthétomes se trouvent en un parfait état.

Conformément à l'arrêté du Consistoire central, le Consistoire départemental de la Moselle a institué à Metz sa commission, dès le 12 Avril 1824, sous la présidence de feu M. Samuel

Wittersheim, Grand-Rabbin et également Posthétomiste ; cette commission s'y trouve encore maintenue, et partout comme à Metz on devrait adjoindre à ses membres un médecin ou un chirurgien, surtout s'il est coreligionnaire.

En proposant un nouvel instrument, en publiant cet opuscule, notre but est d'environner, un acte, regardé comme essentiel au culte, de toutes les précautions dictées par l'humanité et par l'état actuel de l'art opératoire ; s'il existe des moyens meilleurs, plus efficaces, qu'on se hâte de les publier, nous les accepterons avec reconnaissance.

FIN.

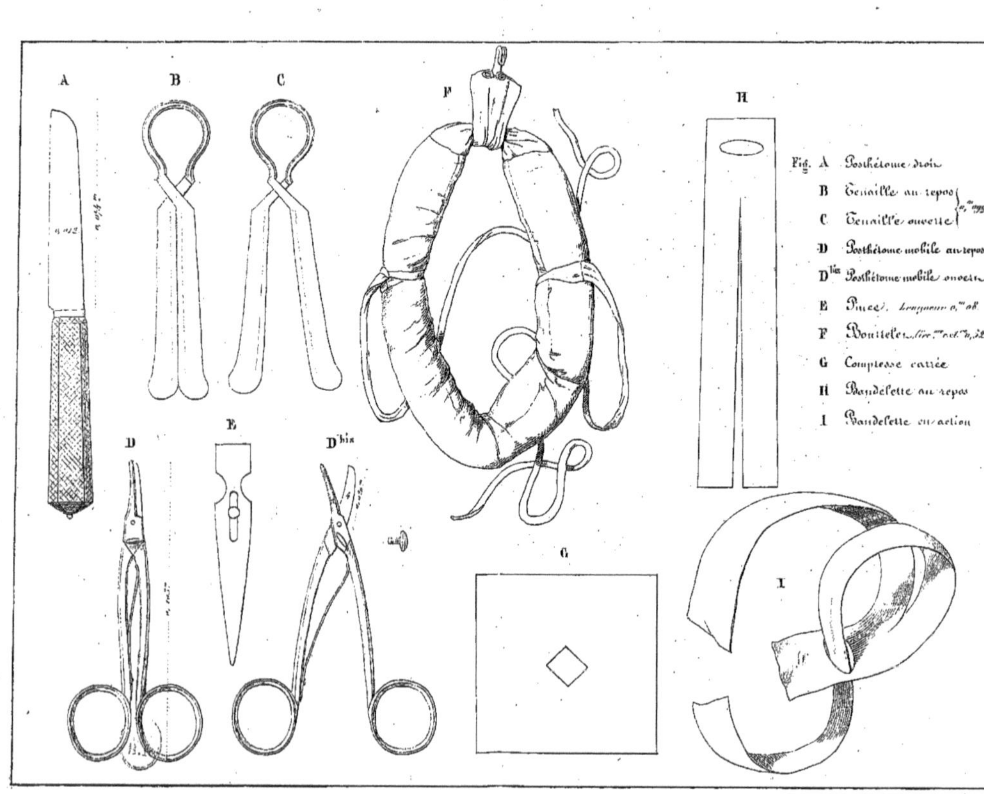
A
B
C
F
H
D
E
D bis
G
I
Fig. A Posthétome droit
B Tenaille au repos
C Tenaille ouverte
D Posthétome mobile au repos
D bis Posthétome mobile ouvert
E Pince
F Bourrelet
G Compresse carrée
H Bandelette au repos
I Bandelette en action

www.ingramcontent.com/pod-product-compliance
Ingram Content Group UK Ltd.
Pitfield, Milton Keynes, MK11 3LW, UK
UKHW021503260726
13993UKWH00004B/1539

9 782329 158273